TROUBLES NUTRITIFS

CHEZ LES

ARTÉRIO-SCLÉREUX

LEUR TRAITEMENT

INDICATIONS QUE REMPLIT L'EAU D'EVIAN

PAR

LE Dr F. CHIAÏS

Ex-interne des hôpitaux de Montpellier
Lauréat de la Faculté de médecine de Montpellier
Ex-aide d'anatomie
Ex-médecin de l'Hôtel-Dieu de Monaco
Médecin de l'Hôpital de Menton
Sur proposition de l'Académie de médecine
(Eaux minérales)
Médaille de Bronze 1886 Médaille d'argent 1888
Rappel médaille d'argent 1889

MENTON

TYPOGRAPHIE-LITHOGRAPHIE COOPÉRATIVE MENTONNAISE

Rue Prato

1892

PUBLICATIONS DE L'AUTEUR

CLIMATOLOGIE ET LES EAUX-MINÉRALES

Action physiologique des Eaux d'Evian. — Honorée d'une médaille de bronze par M. le Ministre de Commerce sur proposition de l'Académie de médecine 1886 (inédit).

Eaux d'Evian et arthritisme. — Honorée d'une médaille d'argent par M. le Ministre de l'Intérieur sur proposition de l'Académie de médecine 1888 (Camille Coulet, Montpellier. — G. Masson, Paris).

Nutritions pathologiques et Eau d'Evian. — Honorée d'un rappel de médaille d'argent par M. le Ministre de l'Intérieur sur proposition de l'Académie de médecine 1889, (Camille Coulet, Montpellier. — G. Masson, Paris).

Neurasthénie et Goutte hypoazoturiques. — Indications que remplit l'Eau d'Evian 1891 (Camille Coulet, Montpellier. — G. Masson, Paris).

Le Climat de Menton de Novembre à Mai. — (Congrès international de Médecine, Berlin 1890).

Etude sur les modifications que les propriétés physiques de l'atmosphère subissent de par les variations quantitatives des éléments de l'air. — (Congrès international de Médecine, Berlin 1890).

La chaleur de l'atmosphère à Menton. — Ses origines, (Congrès de l'association scientifique de France, Marseille 1891).

Tension de la vapeur d'eau et maladies aiguës des voies respiratoires à Marseille et à Menton. — (Congrès de l'association scientifique de France, Marseille 1891).

TROUBLES NUTRITIFS

CHEZ LES

ARTÉRIO-SCLÉREUX

LEUR TRAITEMENT

INDICATIONS QUE REMPLIT L'EAU D'EVIAN

PAR

LE Dr F. CHIAÏS

Ex-interne des hôpitaux de Montpellier
Lauréat de la Faculté de médecine de Montpellier
Ex-aide d'anatomie
Ex-médecin de l'Hôtel-Dieu de Monaco
Médecin de l'Hôpital de Menton
Sur proposition de l'Académie de Médecine
(Eaux minérales)
Médaille de Bronze 1886 Médaille d'argent 1888
Rappel médaille d'argent 1889

MENTON

TYPOGRAPHIE-LITHOGRAPHIE COOPÉRATIVE MENTONNAISE

Rue Prato

1892

T 163

A LA MÉMOIRE

DE

JEAN NOTARI

——◦◦◦——

LA VIE EST DANS LE TRAVAIL

LE TRAVAIL POUR OBJET — LE TRAVAIL POUR MOYEN

LE TRAVAIL POUR BUT

C'est ce qu'il nous enseigna par l'exemple de toute sa vie.

Son gendre,

Dʳ F. Chiaïs

AVANT-PROPOS

L'Etude des maladies de la nutrition est à peine
ébauchée.

Les travaux qu'elles ont provoqués sont cependant très
nombreux.

Pourquoi tant d'efforts n'ont-ils donnés que des résultats imparfaits ?

Parce qu'on a défini la nutrition plutôt en émettant
des hypothèses qu'en constatant la réalité. On a négligé
d'établir une caractéristique matérielle de la nutrition
normale.

Peut-il y avoir une science sans une unité normale in-
contestée servant de base aux comparaisons ?

L'hypothèse se substituant à la réalité, les recherches
sont faites en vue de la démonstration d'une idée précon-
çue et non plus en vue de la constatation de ce qui est.

Ce défaut capital de méthode rend imparfaites les recherches les plus consciencieuses.

Depuis 1888 j'ai démontré à plusieurs reprises et par
des publications imprimées, et par des communications
aux congrès (Paris, Berlin, Marseille), et par des communications aux académies, et par des communications à des
sociétés médicales, que l'étude du mode physique et du

mode chimique de la sécrétion urinaire et les variations qualitatives et quantitatives de l'urine étaient des éléments positifs propres à établir une différentiation matérielle et mathématique entre les nutritions normale et pathologiques.

Cette unité, que tout le monde peut voir et contrôler, n'a pas été prise en considération.

Il ne s'agit pourtant pas d'hypothèse; il s'agit de réalités palpables et pondérables.

Sans nul doute je dois être dans l'erreur en voulant matérialiser la médecine; en voulant que les réalités palpables aient plus d'importance que les mots abstraits.

Il doit être plus scientifique de faire des variations académiques sur les mots nutrition ralentie ou nutrition retardante (Beneke). L'idée a un mérite qui n'est pas discutable ; elle est né au delà du Rhin.

Je demande depuis 1888 qu'on ne s'en rapporte point à mes observations et aux affirmations que j'en déduis, mais qu'on veuille bien contrôler et observations et affirmations : Ce n'est pas une nouvelle hypothèse que je lance dans le champ clos de la discussion ; ce sont des réalités constatables matériellement et mathématiquement que je mets sous les yeux des médecins.

Ma nouvelle publication réussira-t-elle à éveiller l'attention sur la question de la différentiation matérielle et réelle des nutritions normale et pathologiques ?

Je le souhaite sans l'espérer car il paraît que le grand défaut de ces recherches c'est que : elles ont été provoquées par les effets d'une Eau minérale et cette Eau Minérale est une Eau Française.

La sanction pratique est cependant à côté de la constatation scientifique.

L'intérêt matériel national va de pair à l'intérêt moral scientifique.

CHAPITRE I

TROUBLES NUTRITIFS CHEZ LES ARTÉRIO-SCLÉREUX

Les magistrales recherches de M. Huchard, sur les cardio-pathies artérielles nous permettent de découvrir l'artério-sclérose dès ses premières manifestations.

Nous reconnaissons la maladie avant qu'elle ne se soit matérialisée anatomiquement. Nous la diagnostiquons alors qu'elle n'en est encore qu'à sa période physico-chimique.

Surprendre la maladie dans sa période physico-chimique c'est rendre la maladie radicalement guérissable ; car à la période physico-chimique nous pouvons transformer du tout au tout la nutrition et le fonctionnement des organes comme je l'ai démontré par mes recherches sur les *transformations physico-chimiques que quelques nutritions pathologiques subissent de par le traitement méthodique avec l'Eau d'Evian.* (1)

---

(1) *Nouveau Montpellier médical*, n° 19, 7 mai 1892.

C'est par l'étude suivie des modes de la sécrétion urinaire en état de santé et en état de maladie ; et par la détermination des compositions diverses de la sécrétion urinaire également pendant l'état de santé et pendant l'état de maladie que je suis arrivé à saisir quelques unes des altérations de la nutrition des artério-scléreux.

Chez quelques artério-scléreux la modification de la secrétion urinaire porte sur la quantité et la qualité du liquide urinaire ; chez d'autres elle porte à la fois et sur la quantité et la qualité du liquide et sur la quantité des solides et sur la composition chimique.

En quoi consiste la modification de quantité du liquide urinaire ?

La modification de quantité du liquide urinaire consiste dans le fait suivant :

La quantité d'urine sécrétée dans les 24 heures est moindre que la quantité de liquides ingérés.

En quoi consiste la modification de qualité du liquide urinaire ?

(a) Les liquides ne se dialysent pas rapidement et dans l'organisme et aux reins. On n'a pas l'urine légère des boissons.

(b) On urine dans la journée moins qu'on urine la nuit.

En quoi consiste la modification de quantité des solides urinaires ?

La modification de quantité des solides urinaires est caractérisée par la diminution générale de la quantité absolue de tous les solides urinaires *(hypoazoturie absolue)*.

En quoi consiste la modification de qualité des solides urinaires ?

La modification de qualité consiste dans l'irrégularité des rapports qu'ont entre elles les diverses substances chimiques entrant dans la composition de l'urine ; et dans l'apparition de composés chimiques n'existant pas dans l'urine normale (albumine et glucose).

L'altération des rapports peut pendant longtemps exister sans l'apparition de l'albumine et du glucose. On ne constate alors que ce que j'ai dénommé *déséquilibre urinaire et hypoazoturie relative*.

Les modifications de quantité et de qualité des solides urinaires et du liquide urinaire sont très souvent associées : mais elles peuvent exister indépendantes les unes des autres. Elles peuvent se présenter avec ou sans albuminurie. L'albuminurie manque au début de la maladie. Elle apparaît presque fatalement avec le temps si on ne réussit pas à arrêter la maladie dans son évolution.

L'albuminurie sera d'abord dyscrasique ; puis, tous les protoplasmas finissant par être altérés, l'appareil rénal sera atteint dans sa constitution élémentaire ; il subira les dégénérescences et du tissu conjonctif et des éléments épithéliaux ; l'albuminurie rénale avec ses conséquences fatales s'associera à l'albuminurie dyscrasique.

Quelques exemples feront mieux saisir toutes les particularités analytiques que je viens d'énumérer.

Hypoazoturie absolue

1° HYPOAZOTURIE ABSOLUE SANS ÉLÉMENTS ANORMAUX

Hypoazoturie absolue avec cardiopathie artérielle : association des perversions physiques et des perversions chimiques. Le diagnostic a été posé pour la cardiopathie artérielle par M. Huchard. Il n'y a pas à justifier ce diagnostic puisque nous ne pourrions le faire qu'avec les éléments que nous a appris à connaître M. Huchard lui-même.

Le malade présente à son arrivée à Évian : une insuffisance rénale pour les liquides ; une diminution dans la quantité totale des solides urinaires ; une diminution dans la quantité absolue d'urée. Les rapports des divers éléments urinaires sont normaux.

Le malade avait pris du 2 ou 3 septembre, dans les 24 heures, 1200^{cc} de liquides en boisson ; il n'avait uriné que 640^{cc}. La somme des solides urinaires n'était que de 29 gr. 80 ; et la quantité d'urée de 16 gr. 80 ; ce qui nous donne comme rapport du coefficient d'oxydation, une partie d'urée pour une partie huit dixièmes d'autres matériaux solides. La quantité totale des chlorures n'était que de 4 gr. 50 : et la quantité d'acide urique de 0,25 centigrammes. Pas trace d'albumine.

Le malade mesure 1 mètre 60 cent. et pèse 60 kilogrammes.

2º HYPOAZOTURIE ABSOLUE ET ALBUMINURIE DYSCRASIQUE

Hypoazoturie absolue avec cardiopathie artérielle;
hyposystolie; œdème aux extrémités inférieures.
Tendance légère au coma, caractérisée surtout par
la paresse intellectuelle et l'irrégularité de la respi-
ration; albuminurie dyscrasique. Cette malade ne
présentait pas trace de lésion valvulaire. Quoiqu'elle
rendit un peu d'albumine il n'y avait pas de maladie
rénale constatable au microscope par l'examen des
dépôts urinaires. Elle est âgée de 55 ans et pèse
100 kilogrammes. Le diagnostic artério-sclérose a été
posé par M. le Dr Lereboullet.

Quantité d'urine	900 gr.
Densité.	1019 gr.
Solides	39 gr. 90
Urée.	24 gr. 79
Acide phosphorique	1 gr. 932
Chlorures	7 gr. 50
Acide urique.	0 gr. 33
Albumine	0 gr. 33
Coefficient d'oxydation	1/1.6

(une partie d'urée pour une partie six dixièmes
d'autres matériaux solides).

Hypoazoturie relative

Le type à hypoazoturie relative peut être simple-
ment un déséquilibré urinaire, ou être à la fois un
déséquilibré urinaire et un hypoazoturique absolu.

L'hypoazoturie relative peut comme l'hypoazoturie absolue se compliquer d'albuminurie et s'associer à la glycosurie.

Trois exemples feront mieux saisir la différence.

1° DÉSÉQUILIBRE URINAIRE

Hypoazoturie relative caractérisée par le déséquilibre urinaire seul.

Le malade était cardiopathe artériel; il présentait de la tendance à l'hyposystolie, avec œdème léger aux extrémités inférieures; essoufflement à la marche, grande oppression à la montée, accélération du pouls et de la respiration, râles sibilants diffus, et sous-crépitants rares à la base.

Le diagnostic cardiopathie artérielle avec tendance à l'hyposystolie a été posé par le Dr Huchard.

Le malade pèse 95 kilogrammes. Il mesure comme taille 1 mètre 78.

Quantité des solides urinaires . . . . 85 gr. 91
Urée . . . . 22 gr. 1
Coefficient d'oxydation ou autrement dit : rapport de l'urée à l'ensemble des matériaux urinaires solides. 1/3,8
Pas d'albumine.

2° DÉSÉQUILIBRE URINAIRE ET HYPOAZOTURIE ABSOLUE

Hypoazoturie relative caractérisée par le déséquilibre urinaire et l'hypoazoturie absolue.

Taille 1 mètre 60. Poids 64 kilogr.

Qantité des solides urinaires . . . 50 gr. 91
Urée. . . . . 12 gr. 63
Coefficient d'oxydation. 1/3,8

Toutes ces perversions ont un élément commun: *L'irrégularité, tantôt quantitative tantôt qualificative, de la réduction des albuminoïdes.* Cette irrégularité quand elle persiste s'accentue jusqu'à la réalisation de l'albuminurie dyscrasique, qui finit elle-même par réaliser l'albuminurie rénale.

La glycosurie peut compliquer comme l'albuminurie l'hypoazoturie relative.

3° DÉSÉQUILIBRE URINAIRE : GLYCOSURIE, ALBUMINURIE

Hypoazoturie relative et Glycosurie : disparition de la glycosurie: 2 ans plus tard la disparition de la glycosurie se maintient mais constatation de l'Albuminurie.

20 mai 1889. Hypoazoturie relative avec déséquilibre urinaire. Glycosurie sans autres symptômes subjectifs que de la perte d'appétit, de la fatigue au réveil et de l'anaphrodisie. Poids du malade 98 kil. Pas trace d'albumine dans l'urine. (1)

URINE DES 24 HEURES

Quantité	2750 gr.
Densité	1022 gr.
Solides.	164 gr. 26
Urée	17 gr. 13
Acide phosphorique.	2 gr. 618
Chlorures	30 gr. 25
Sucre	25 gr. 24
Rapport de l'urée aux matériaux solides, le sucre étant défalqué	1/8,11

(1) La première partie de cette observation est publiée dans mon travail intitulé *Eau d'Evian et Arthritisme* p. 16. Montpellier Camille Coulet 1890.

Soumis au régime alimentaire que commandait sa glycosurie le malade sécrétait le 21 juin 1889 l'urine présentant la composition suivante :

URINE DES 24 HEURES

Quantité.	1600 gr.
Densité.	1023 gr.
Solides.	85 gr. 51
Urée.	16 gr. 32
Acide phosphorique	1 gr. 854
Chlorures	22 gr. 63
Sucre	0 gr. 50
Rapport de l'urée aux matériaux solides le sucre ayant été défalqué	1/5.20

Le sucre finit par disparaître complètement de l'urine malgré le retour au régime mixte. Mais l'hypoazoturie relative ou déséquilibre urinaire persiste.

Le 18 mars 1892 je suis appelé à revoir le même malade qui se plaint de toux, d'oppression, de crises à forme asthmatiques ; la tension circulatoire est élevée ; le pouls est accéléré ; Râles sibilants diffus et râles sous-crépitants à la base des deux poumons. Pas de lésion valvulaire au cœur.

L'hypoazoturie relative persiste, pas de sucre, mais albuminurie abondante. Le malade urine un peu plus qu'il ne boit.

18 MARS 1892, URINES DES 24 HEURES

Quantité.	1950 gr.
Densité	1016 gr.
Solides.	72 gr. 59
Urée.	15 gr. 60
Acide phosphorique.	2 gr. 369

Chlorures . . . . 15 gr. 60
Albumine . . . . 5 gr. 49
Rapport de l'urée à l'ensemble des maté-
   riaux solides 1/4. 6

Du 18 mars au 12 avril il est soumis à la diète lactée presque exclusive : 2 litres de lait et 2 à 3 œufs à la coque.

L'hypoazoturie relative disparaît mais l'albuminurie persiste. La diète lactée est continuée. L'albuminurie disparaîtra-t-elle ? L'expérience seule peut le démontrer.

Du fait de la modification de la nutrition le malade a obtenu une diminution du catarrhe bronchique mais le pouls reste à 88 et monte au moindre effort à 92 et même 96. L'ascension des escaliers est difficile et tend à réveiller les crises pseudo-asthmatiques.

12 AVRIL 1892. URINES DES 24 HEURES

Quantité . . . . 1800 gr.
Densité . . . . 1015 gr.
Solides . . . . 62 gr. 91
Urée . . . . 28 gr. 4
Acide phosphorique . . . . 2 gr. 499
Chlorures . . . . 12 gr. 50
Albumine . . . . 3 gr. 45
Rapport de l'urée à l'ensemble des matériaux
   urinaires solides 1/2. 2

Le 2 mai 1892, le malade malgré la continuation de la diète lactée, rendait encore dans les 24 heures, 4 g. 50 d'albumine. (La suite de l'observation sera publiée.)

En résumé les artério-scléreux pendant l'évolution de leur maladie, peuvent présenter, comme troubles nutritifs : *(a)* une diminution de la désintégration organique ; *(b)* une irrégularité dans la réduction des albuminoïdes pouvant aller jusqu'à l'albuminurie ; *(c)* des perturbations dans les hydratations et les déshydratations ; *(d)* une dialyse lente des liquides ; *(e)* de l'irrégularité dans la désassimilation des fécules et sucres (glycosurie.)

Ce n'est point la lésion de tel ou tel organe qui commande, c'est-à-dire qui est cause de ces perversions nutritives : elles sont sous l'influence directe du fond diathésique qui a modifié la fonction chimique élémentaire. La preuve de cette proposition, c'est qu'on trouve toutes ces perversions chez les artério-scléreux à un moment de l'évolution de leurs lésions fonctionnelles et anatomiques quel que soit l'organe le plus en souffrance de par le fait de l'altération du chimisme protoplasmique ou de l'altération anatomique. Chaque organe ne fait qu'associer à ces perversions nutritives son contingent propre et spécifique de troubles symptomatiques, fonctiönnels et anatomiques.

La maladie est générale.

Elle est fonctionnelle avant d'être anatomique.

Elle est du domaine de la chimie biologique avant de tomber sous la domination tyrannique de l'anatomie pathologique.

La connaissance de cette évolution pathogénique

est de la plus haute importance pratique ; car si nous ne pouvons que pallier les accidents pathologiques lorsque la maladie est réalisée anatomiquement nous pouvons la guérir radicalement lorsque la maladie n'en est encore qu'à la période des perversions physico-chimiques des éléments cellulaires et des milieux protoplasmiques.

CHAPITRE II

TRAITEMENT DES TROUBLES NUTRITIFS DES ARTÉRIO-SCLÉREUX

Mon intention n'est pas de donner à la question du traitement des troubles nutritifs des artério-scléreux tous les développements qu'elle comporterait ; je ne puis pour le moment qu'en indiquer les grandes lignes : Je reprendrai la discussion du problème quand mes recherches se seront complétées par de plus nombreux résultats pratiques.

L'artério-scléreux peut présenter avons-nous dit :

Une dialyse lente des liquides ;
Une diminution de la désintégration organique :
Des réductions imparfaites des albuminoïdes;
Des déshydratations irrégulières ;
De l'albuminurie.
De la glycosurie.

Ces perversions pathologiques sont tantôt associées, tantôt isolées.

Comment remplir ces multiples indications ?

Pour régulariser la dialyse des liquides il suffit quelquefois de diminuer les quantités des liquides alimentaires, c'est-à-dire de proportionner l'offre à la demande.

Les malades boivent généralement beaucoup trop : en proportionnant les quantités de boissons à la capacité rénale il n'est pas rare de voir l'absorption, la diffusion et l'élimination des liquides reprendre le type normal. Pour la régularité des fonctions organiques *(cellulaires* et *interstitielles)* 1.200 à 1.250 centimètres cubes de liquides alimentaires sont suffisants.

———————

Mais la diminution des liquides peut rester sans effet, c'est-à-dire ne pas provoquer une élimination de liquide urinaire supérieure à la quantité des liquides pris en boisson : Il faut alors faire intervenir les diurétiques alimentaires. Chez quelques malades on obtient la régularisation de la diurèse en ajoutant à leur régime ordinaire 300 grammes à 600 grammes de raisin frais.

Si le résultat désiré n'est pas atteint après 7 à 8 jours de l'association de la limitation des liquides, ou autrement dit, du régime sec, à la cure de raisins frais, il faut modifier entièrement le régime et ordonner la diète lactée.

La diète lactée prime les autres traitements quand il y a déséquilibre urinaire : une des premières conséquences de la diète lactée exclusive est en effet de régulariser les oxydations ; elle relève surtout le taux de l'urée. Mais par la diète lactée on obtient souvent encore mieux : on réalise le fonctionnement physiologique de l'absorption, de la diffusion, et de l'élimination des liquides.

La diète lactée ne peut transformer du tout au tout la nutrition que si elle provoque à la fois : et la régularisation de la désintégration des albuminoïdes, ce que j'ai appelé plus haut la régularisation des oxydations ; et la diffusion rapide des liquides ; et leur élimination totale. Si la transformation nutritive n'est pas totale, les troubles symptomatiques s'atténuent mais ne disparaissent pas.

A la diète lactée peuvent encore, et quelquefois, doivent encore s'associer les diurétiques tels que la caféine, la digitale, la scille etc. Chez les artérioscléreux l'iodure de potassium joue assez souvent le rôle de diurétique ; il n'est pas rare de constater chez cette classe de malades, du fait de l'administration de doses très modérées d'iodure de potassium, une diurèse plus rapide plus complète, et une élévation du taux nycthéméral des solides urinaires : c'est un agent thérapeutique précieux chez les artério-scléreux puisqu'on lui a reconnu la propriété d'agir sur la nutrition toute spéciale des tuniques artérielles.

S'il y a glycosurie il faut nécessairement prescrire le régime de la glycosurie et ne revenir que lentement et progressivement au régime mixte.

En résumé, quelle que soit la médication mise en pratique le résultat à réaliser c'est de supprimer : et l'insuffisance rénale que M. Huchard nous a appris à considérer comme un symptôme précoce et presque constant de toutes les cardio-pathies artérielles même en l'absence d'albuminurie ; et le déséquilibre urinaire ou réduction imparfaite des albuminoïdes ; et le ralentissement de la désintégration organique ; et la lenteur de la dialyse des liquides ; trois perversions nutritives que je crois être le premier à signaler comme éléments pathologiques si non constants, tout au moins très-fréquents chez les artério-scléreux. On peut être certain qu'on constatera ces troubles nutritifs chez l'artério-scléreux, si la constitution moléculaire protoplasmique qui réalisera l'artério-sclérose n'est pas modifiée par les moyens rationnels que la physiologie pathologique nous a appris à connaître.

Tant que la modification anormale n'est que moléculaire la guérison est possible.

Lorsque ces perversions cessent la glycosurie et l'albuminurie finissent par disparaître peu à peu.

La guérison n'est plus possible d'une manière radicale lorsque l'altération matérelle est devenue cellulaire.

CHAPITRE III

INDICATIONS QUE REMPLIT L'EAU D'ÉVIAN

CHEZ LES ARTÉRIO-SCLÉREUX

Une étude suivie, pendant quatre ans, sur le mode d'action de l'Eau d'Evian et sur les transformations que cette eau, méthodiquement administrée, fait subir aux nutritions pathologiques, m'a permis de constater que si par une administration méthodique et rationnelle on arrivait à produire sa rapide absorption et sa rapide et totale élimination, on déterminait le retour au normal du chimisme élémentaire.

(*a*) La dialyse des liquides alimentaires se régularisait ;

(*b*) La désintégration organique revenait au taux normal ;

(*c*) Les rapports qu'ont entre elles les principales substances entrant dans la composition de l'urine revenaient au type physiologique ;

(d) Les déshydratations rénales s'accéléraient et devenaient complètes.

Ces résultats se maintiennent, après deux ou trois traitements, si les perversions nutritives, que nous avons définies dans le chapitre précédent, ont été diagnostiquées alors que la modification du milieu protoplasmique n'était que moléculaire.

Toutes les perversions nutritives cessant les troubles fonctionnels cessent aussi ; que ce soit le cœur ; que ce soit le poumon ; que ce soit l'estomac ; que ce soit le système nerveux viscéral ou cérébro-spinal etc ; qui soit surtout l'organe frappé comme détermination symptomatique locale de la maladie connue sous le nom d'artério-sclérose mais que l'on devrait appeler la maladie de Huchard.

Quelques preuves à l'appui ne sont pas, je pense. inutiles pour affirmer mon dire car beaucoup de médecins, qui n'ont pas été appelés à contrôler les curieux effets de l'Eau d'Evian, en sont encore à ce septicisme que semble légitimer sa faible minéralisation ; mais qui ne peut pas, cependant, résister à l'évidence des faits.

(Premier exemple) Hypoazoturie absolue avec cardiopathie artérielle ; association des perversions physiques et des perversions chimiques ; en d'autres termes, dialyse lente et incomplète des liquides : désintégration organique ralentie ; tension circulatoire augmentée ; pouls accéléré ; oppression.

Sous l'influence du traitement la dialyse se régularise ; elle devient rapide et totale, la désintégration organique s'élève, sans atteindre cependant immédiatement le taux normal ; les troubles cardiaques cessent. Le diagnostic pour la cardiopathie artérielle avait été posé par M. Huchard.

Taille 1 mètre 60. Poid 60 kilogs.

à l'arrivée le 2 septemb.		12 septembre		18 septembre	
Bu en 24 heures 1200		Bu en 24 heures 2025		Bu en 24 heures 2200	
Urines des 24 heures		*Urine des 24 heures*		*Urine des 24 heures*	
Quantité	640 gr.	Quantité	2100 gr.	Quantité	2400 gr.
Densité	1020	Densité	1008	Densité	1007
Solides	29.80	Solides	39.14	Solides	39.14
Urée	16.80	Urée	18.52	Urée	19.20
Chorures	4.50	Chlorures	6	Chlorures	6
Acide urique dissous	0.012	Acide urique dissous	0.063	Acide urique dissous	(non dosé)
Acide urique spontanément précipité	0.025	Acide uriqne spontanément précipité	0	Pas d'acide urique spontanément précipité	0

Ce premier exemple, sur l'action de l'Eau d'Evian. nous est fourni par le malade dont il a été question en donnant la définition de l'hypoazoturie absolue.

(Deuxième exemple) Cardiopathie artérielle avec hyposystolie, œdéme aux extrémités inférieures. légère albuminurie ; dialyse lente et incomplète des liquides. Insuffisance rénale, désintégration organique ralentie. Taille 1 mètre 72. Poids 100 kilogs.

Sous l'influence du traitement ; la dialyse des liquides devient rapide ; la désintégration organique s'accélère ; l'insuffisance rénale tend à disparaître.

Ce deuxième exemple nous est fourni par la malade dont il a été question, lorsque, au chapitre I, nous avons défini l'hypoazoturie absolue avec albuminurie dyscrasique).

16 Juillet		28 juillet		18 Août	
Bu en 24 heures 2000 lait		Bu en 24 h. 1000 Eau Evian 1250 lait		Bu en 24 h. { 600 Eau d'Evian 1000 lait	
Urines des 24 heures		*Urines des 24 heures*		*Urines des 24 heures*	
Quantité	900 gr.	Quantité	2400 g.	Quantité	1800 gr.
Densité	1019	Densité	1012	Densité	1015.5
Solides	39	Solides	67.10	Solides	65.07
Urée	24.79	Urée	20.40	Urée	26.28
Acide phosphor.	1.932	Acide phosphorique	(non dosé)	Acide phosph.	2.142
Chlorures	7.50	Chlorures	13	Chlorures	14
Albumine	0.33	Albumine	(non dosé)	Albumine	0.60

Malgré le succès partiel du traitement la malade reste soumise à des oscillations notables dans l'excrétion des solides urinaires : le 23 août elle ne rendait que 53 gr. 82 de solides urinaires quoique sa nutrition put être considérée comme plus régulière puisqu'elle présentait 26 grammes 18 d'urée : 2 grammes 618 d'acide phosphorique, 8 grammes 50 de chlorures ; pas d'albumine avec l'acide nitrique, quelques traces avec le réactif à l'acide picrique. Le 3 septembre elle ne rendait que 46 grammes 60 de solides urinaires ; 23 grammes 5 d'urée ; 2 gr. 760 d'acide phosphorique ; 6 grammes de chlorures ; léger nuage d'albumine par la chaleur et léger précipité avec le réactif à l'acide picrique.

La transformation nutritive s'est préparée sous l'influence du traitement par l'Eau d'Evian mais elle sera longue à se réaliser en totalité car, comme l'albuminurie dyscrasique et l'œdéme des extrémités et la tendance au coma l'indiquent, la nutrition élémentaire est très-profondément pervertie. Le retour, à la constitution moléculaire physiologique, de son protoplasma sera-t-il encore possible ? La malade a besoin d'une surveillance très-suivie, et un nouveau traitement avec l'Eau d'Evian redeviendra nécessaire, si la dialyse des liquides redevient incomplète et si la désintégration organique s'affaiblit à nouveau. N'oublions pas que l'Eau d'Evian elle même, quelque méthodiquement qu'elle soit administrée, restera sans effet si l'organisme n'a pas encore en réserve une somme de forces de tension suffisante : car, comme Hippocrate l'avait déjà énoncé d'après ce que nous apprend Boyer de Montpellier dans son article : Histoire de la médecine, du *Dictionnaire Encyclopédique*, les médicaments n'agissent que si l'organisme est encore à même d'en subir les effets. C'est l'organisme qui fait la maladie; c'est l'organisme qui réalise la guérison.

Troisième exemple : Cardiopathie artérielle avec légère hyposystolie; léger œdème aux extrémités inférieures ; oppression s'accentuant surtout si le chemin est tant soit peu montant; sifflements généralisés dans les bronches; la dialyse des liquides est très lente et l'élimination de l'eau par les reins est très incomplète.

Amélioration de tous les symptômes et de toutes les perversions sous l'influence du traitement par l'Eau d'Evian ; mais la guérison reste incomplète après ce premier traitement.

27 Juillet		9 Août		31 Août	
Bu en 24 h.	{ Lait 2000 { Eau d'Evian 400	Bu en 24 h.	{ Plus qu'il n'a uriné { mais les quantités n'ont { pas été mesurées.	Bu en 24 h.	{ Non dosées { exactement
Urines des 24 heures		*Urines des 24 heures*		*Urines des 24 heures*	
Quantité	1350 g	Quantité	2200 g.	Quantité	1750 g.
Solides	61.22	Solides	87	Solides	73.39
Urée	32.87	Urée	42	Urée	25.20
Acide urique	0,11	Acide urique	0,57	Acide urique	(non dosable)

Pendant toute la durée de ce premier traitement il n'a jamais été possible d'obtenir chez ce malade une dialyse totale, rapide et complète. Le fait n'est pas exceptionnel pour un premier et quelquefois même encore partiellement pendant un second traitement. Il m'est arrivé de ne constater la régularisation complète de la sécrétion urinaire qu'au troisième traitement.

Les transformations nutritives élémentaires sont toujours lentes et demandent à ne pas être troublées par des médications intempestives. Chaque traitement modificateur de la nutrition nécessite un intervalle de repos de 3 à 5 mois : c'est pendant cette période de repos thérapeutique que se complètent silencieusement les transformations élémentaires. Une intervention ne devient à nouveau nécessaire que si la spontanéité vitale redevient à nouveau impuissante par épuisement de sa réserve de forces de tension intra-cellulaires. Nous saisissons l'opportunité du moment quand nous constatons à nouveau soit la dialyse incomplète des liquides ; soit la diminution de la désintégration organique ; soit le déséquilibre urinaire : soit l'irrégularité dans les déshydratations rénales.

(*Quatrième exemple*) avant de terminer mon travail je désire encore rappeler une nouvelle observation parce que la personne qui en est le sujet est un docteur en médecine. Cet exemple offre du fait de cette particularité toute garantie d'exactitude. Notre confrère était atteint de cardiopathie artérielle avec tendance à la dilatation du cœur et compliquée de catarrhe bronchique et d'emphysème. C'est sur les conseils de M. le Dr Huchard qu'il s'était rendu à Evian. Il a consciencieusement surveillé l'action du traitement et il a obtenu avec l'Eau d'Evian ce que j'ai appelé l'effet de lavage; puis l'effet d'oxydation: puis enfin la régularisation de la dialyse des liquides. Ces modifications ont eu pour résultat de ramener la désintégration organique au taux normal, de régulariser la réduction des albuminoïdes et les déshydratations rénales.

A son arrivée, le 29 juillet 1891, il rendait :

(29 juillet) Solides urinaires . . . 61 gr.
Urée . . . . 21 gr. 90 c.
Acide urique. . . . . . 0 gr. 45 c.

Le 8 août, l'effet de rapide dialyse et d'élimination totale de l'Eau d'Évian ayant été obtenu il rendait :

(8 août) Quantité d'urine. . . . 2600 cc.
Solides . . . . 85 gr. 91 c.
Urée . . . . 22 gr. 10 c.
Acide urique . . . . . 0 gr. 78 c.

Il réalisait ce que j'ai appelé l'effet de lavage.

Le 13 août, quoique l'action de rapide dialyse se maintienne il y a diminution dans la quantité des solides mais un relèvement de la quantité d'urée et diminution de la quantité d'acide urique.

(13 août) Solides . . . . 60 gr. 58 c.
Urée . . . . 26 gr. 50 c.
Acide urique . . . . . 0 gr. 30 c.

Le 18 août les rapports étaient physiologiques. Bu en traitement 1200 cc. d'Eau d'Évian. Les quantités de boissons prises au repas n'ont pas été mesurées.

(*18 août*) Quantité d'urine des 24 heures   2.500 cc.
         Solides . . . .   87 gr. 37 c.
         Urée . . . .   38 gr.
         Acide urique. . . . .   0 gr. 45 c.

Il avait réalisé l'effet d'oxydation et ramené au normal, pour sa taille et son âge, la désintégration organique.

Notre confrère se sentait beaucoup mieux; il avait obtenu la disparition de la perversion du mode de dialyse des liquides; la disparition de l'insuffisance rénale; la disparition du ralentissement dans les réductions nutritives; le retour au normal des oxydations organiques.

—————

L'intérêt très grand des observations, sur lesquelles je viens d'appeler l'attention, tient aux particularités suivantes : Tous les moyens rationnels de traitement avaient été antérieurement mis en application, et avec aucun d'eux on n'avait obtenu les résultats intéressants et utiles que nous a donnés le traitement méthodique par l'Eau d'Évian. Le traitement réussit encore quand les autres traitements n'ont donné que des résultats incomplets. Mais le traitement méthodique par l'Eau d'Évian lui-même ne donnera des résultats définitifs que si l'organisme est encore capable de retour à l'état physiologique. Il ne doit pas être réservé comme moyen extrême, car l'effet, nous le répétons, peut alors rester incomplet : il faut en faire l'application dès la première apparition des perversions nutritives définies au chapitre I.

—————

Je ne conclurai pas de ces faits et des faits que j'ai publiés antérieurement dans mon travail sur l'eau d'Evian et l'arthritisme que nous possédons dans l'eau d'Evian un spécifique des artério-scléroses *in posse* et des troubles nutritifs chez les artério-scléreux *in esse ;* mais leur action mérite d'être mieux connue, car c'est un puissant agent thérapeutique quand on a pu réaliser le triple résultat suivant :

Son absorption rapide,
Sa diffusion rapide,
Son élimination rapide et totale.

Ces trois effets réalisés, agissent différemment sur la nutrition physiologique et sur la nutrition pathologique.

Si la nutrition est physiologique on n'obtient, narellement, aucune transformation de la nutrition.

Si la nutrition est pathologique on obtient une transformation totale comme je l'ai démontré par mes recherches sur *la Neurasthénie et la goutte hypoazoturiques*, (1) et comme le démontrent à nouveau les particularités nutritives et thérapeutiques que j'ai pu noter chez les malades atteints de la maladie de Huchard.

Ces malades, je viens de le relever dans le courant de mon travail, ont subi de profondes transformations du fait de l'action de l'eau d'Evian quand on a pu en obtenir, ce qui est la condition indispensable du succès :

L'absorption rapide,
La diffusion rapide,
L'élimination rapide et totale.

Que les effets de transformations nutritives obtenues pendant le traitement puissent se maintenir

---

(1) *Montpellier médical*, 2° sér. tom. xvi 1891, Camille Coulet, Montpellier.

après le traitement, je l'ai démontré dans mon travail, déjà cité au chapitre I, sur les transformations physico-chimiques que quelques nutritions pathologiques subissent de par le traitement méthodique avec l'eau d'Evian.

En quoi consiste l'administration méthodique de l'Eau d'Evian?

J'ai déjà indiqué dans mes recherches sur la Neurasthénie et la Goutte hypoazoturiques la méthode nécessaire pour obtenir avec l'Eau d'Evian tous les effets dont elle est capable : je crois inutile de la rappeler, afin d'éviter des répétitions fastidieuses.

Monaco, 1 mai 1892.

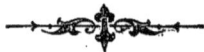